RECHERCHES

SUR LE

BACILLE TUBERCULEUX

SURTOUT AU POINT DE VUE

DE SA VALEUR DIAGNOSTIQUE ET PRONOSTIQUE

DANS LA PHTISIE PULMONAIRE

Par O. MÉLIAN

DOCTEUR EN MÉDECINE,

Ancien externe des Hôpitaux de Montpellier (concours 1882),
Ancien aide des Travaux pratiques d'Histologie et Anatomie pathologique,
Préparateur du Cours d'Histologie et d'Anatomie pathologique,
Membre de la Société médicale d'Émulation,

MONTPELLIER
TYPOGRAPHIE ET LITHOGRAPHIE BOEHM ET FILS
ÉDITEURS DU MONTPELLIER MÉDICAL, DE LA REVUE DES SCIENCES NATURELLES.
IMPRIMEURS DE LA GAZETTE HEBDOMADAIRE DES SCIENCES MÉDICALES
1884.

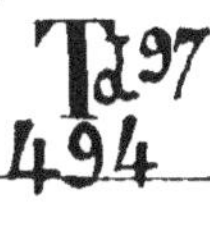

RECHERCHES

SUR LE

BACILLE TUBERCULEUX

SURTOUT AU POINT DE VUE

DE SA VALEUR DIAGNOSTIQUE ET PRONOSTIQUE

DANS LA PHTISIE PULMONAIRE

Par O. MÉLIAN

DOCTEUR EN MÉDECINE,

Ancien externe des Hôpitaux de Montpellier (concours 1882),
Ancien aide des Travaux pratiques d'Histologie et Anatomie pathologique,
Préparateur du Cours d'Histologie et d'Anatomie pathologique,
Membre de la Société médicale d'Émulation.

MONTPELLIER

TYPOGRAPHIE ET LITHOGRAPHIE BOEHM ET FILS

ÉDITEURS DU MONTPELLIER MÉDICAL, DE LA REVUE DES SCIENCES NATURELLES

IMPRIMEURS DE LA GAZETTE HEBDOMADAIRE DES SCIENCES MÉDICALES

1884.

A LA MÉMOIRE DE MON GRAND-PÈRE

Juan MELIAN Y CABALLERO

A MON PÈRE

A MA MÈRE

A MON FRÈRE ET A MA SŒUR

A TOUS MES PARENTS

O. MÉLIAN.

A MON PRÉSIDENT DE THÈSE

MON EXCELLENT MAITRE

M. le Professeur ESTOR

A Monsieur le Professeur COMBAL

A Monsieur le Professeur JAUMES

A MON TRÈS CHER MAITRE

M. le Professeur-Agrégé CARRIEU

A MESSIEURS LES PROFESSEURS-AGRÉGÉS

LANNEGRACE, CHALOT, TÉDENAT

O. MÉLIAN.

A Monsieur le Docteur DUNAL

A MES EXCELLENTS AMIS

LES DOCTEURS

APOLINARIO, PARÈS, FRANÇOIS, HERNANDEZ

MEIS ET AMICIS

[illegible]. MELIAN

PRÉFACE.

Le grand nombre de travaux qui depuis quelque temps ont été publiés sur le bacille tuberculeux et sa valeur clinique, et les conclusions, à mon avis exagérées, qu'en ont tirées certains auteurs, m'ont suggéré l'idée d'entreprendre quelques recherches de contrôle sur ce point intéressant de la science.

Après avoir étudié le bacille en lui-même, j'ai recueilli un certain nombre d'observations de malades présentant les divers degrés de la phtisie et j'ai recherché le bacille dans ces différentes périodes.

J'aurais voulu, pendant quelque temps encore, pouvoir continuer mes études sur ce sujet, afin de présenter un travail aussi complet que possible; mais, pressé par des circonstances spéciales, je me vois obligé de le soumettre prématurément à l'appréciation de mes Juges.

Dans ce Mémoire, j'ai suivi la marche suivante.

Dans un premier chapitre, après avoir envisagé les microbes en général, j'en donne une classification qui me servira de guide dans la suite. Le deuxième chapitre est consacré en entier à l'historique du bacille tuberculeux, à son étude et à sa technique. Les deux chapitres suivants contiennent, l'un le résumé des travaux faits par les auteurs sur la valeur clinique du bacille, l'autre les observations personnelles qui ont servi de base à mes recherches. Enfin, dans le cinquième et dernier chapitre, je développe quelques considérations générales sur l'ensemble de mon travail et je formule mes conclusions.

Avant de terminer, je remercie vivement mon Maître, M. le professeur Estor, des bonnes leçons et des excellents conseils qu'il m'a prodigués pendant le temps que j'ai été attaché à son laboratoire.

Je prie aussi M. le professeur agrégé Carrieu d'accepter le faible hommage de ma reconnaissance pour les précieux enseignements qu'il a bien voulu me donner pendant la durée de mes études, et surtout pour l'accueil amical que je n'ai cessé de trouver auprès de lui.

Je remercie également mon ami, le Dr François, de l'important service qu'il m'a rendu, en dessinant la planche qui accompagne cette Thèse.

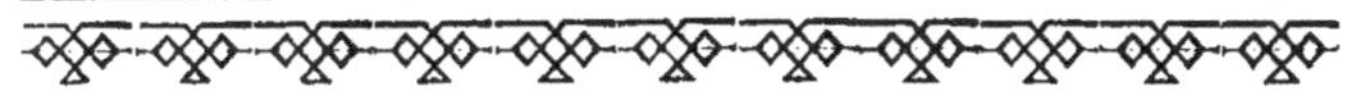

RECHERCHES

SUR LE

BACILLE TUBERCULEUX

SURTOUT AU POINT DE VUE

DE SA VALEUR DIAGNOSTIQUE ET PRONOSTIQUE

DANS LA PHTISIE PULMONAIRE

CHAPITRE PREMIER.

Microbes en général.

Sous le nom générique de microbes, adopté par Sédillot[1] en 1878, on désigne aujourd'hui des micro-organismes appartenant, pour les uns au règne végétal, pour d'autres au règne animal, et pour bon nombre à un groupe particulier intermédiaire entre le végétal et l'animal[2]; les microbes correspondent aux bactéries, que Ehrenberg et Dujardin avaient réunies aux Vibrioniens.

Ces micro-organismes sont des éléments d'une ténuité extrême; beaucoup sont à peine visibles à l'aide de grossissements

[1] Bull. Acad. Méd., 11 mars 1878.

[2] Bizzozero, Manuel de Microscopie clinique.

les plus puissants, mais souvent ils se groupent en masses des formes variables. Ils se présentent sous la forme de corpuscules arrondis, sphériques, allongés en cylindre, légèrement incurvés, ou en spirale. Chez certaines espèces on peut apercevoir, à l'aide des réactifs colorants, des éléments arrondis qui se distinguent nettement du reste du corps et qui sont considérés comme des spores ou germes servant à la reproduction[1].

Les divers auteurs qui ont étudié ces petits êtres en ont pris, pour point de départ dans leur classification, les mouvements (Ehrenberg, Dujardin) et leur forme (Cohn).

Ehrenberg et Dujardin avaient considéré les vibrioniens comme des animaux, à cause de leur mouvement, et avaient écarté de leur classification certaines espèces qui en étaient privées. Davaine, plus tard, reconnut l'erreur de ses prédécesseurs et ajoute un genre nouveau, le g. Bacterium. Je laisserai de côté cette classification, déjà ancienne, et j'adopterai celle de Cohn, cette dernière étant aujourd'hui, quoique d'une manière provisoire, le plus généralement admise.

I. Cohn[2] divise les microbes en quatre groupes. Dans le premier, sous le nom de Sphérobactéries, il range des éléments arrondis (cocus ou cocos), de forme sphérique ou ovalaire ; suivant les dimensions de ces éléments, on distingue des Micrococus et des Mégacocus. Les dimensions de Micrococus sont inférieures à 1 millième de millim.

Les cocus peuvent être réunis deux à deux (Diplococus) ou bien disposés en chapelets de deux à vingt grains (Streptococus, Torula).

Parfois ils se groupent en masses plus ou moins volumineuses dont la forme représente plus ou moins celle de la cavité où ils

[1] Bizzozero ; *loc. cit.*

[2] F. Cohn ; Untersuchungen über die Baterien. (Beiträge zur Biologie der Pflanzen, Heft 2. Breslau, 1872.)

se sont développés. Billroth a donné le nom de Gliacocos et Cohn de Zoogléa à des masses développées dans l'intérieur de vaisseaux lymphatiques et qui reproduisent leur forme. On distingue aussi les Ascococcus et les Pétalococcus. Les premiers sont disposés en masses et réunis par une substance gélatineuse qui forme autour une couche plus épaisse qui maintient la cohésion du tout. Les seconds sont des masses étalées en surface et qui représentent assez bien les pétales d'une fleur.

II. Le second groupe, Microbactéries, comme le nom l'indique, sont des bâtonnets plus ou moins allongés en forme de cylindres. Ce groupe comprend un seul genre, le g. Bacterium, dont les espèces sont très nombreuses et qui peuvent se réunir en amas du type Zoogléa.

III. Les Desmobactéries correspondent au troisième. Celles-ci sont des éléments cylindriques, parfois grêles, allongés, d'autres fois plus courts et plus trapus, mais toujours plus grands que les Microbactéries. Cohn distingue deux genres principaux : les g. Bacillus et Vibrio. Le premier est caractérisé par la forme rectiligne des bâtonnets, le second, au contraire, par la forme onduleuse de ses éléments.

C'est dans le genre Bacillus que se trouvent rangés les microbes les mieux connus aujourd'hui au point de vue de leur rôle physiologique et pathogénique ; c'est aussi dans ce genre qu'on a placé le micro-organisme de la tuberculose, dont je vais m'occuper plus loin.

IV. Viennent enfin les Spirobactéries, qui présentent une forme spiraloïde et renferment les genres Spirochæte et Spirillum.

Cette classification peut avoir une certaine utilité; mais, n'étant pas naturelle, elle ne peut servir qu'à rendre la description commode. Nous lui préférerions sans aucun doute une division basée sur la structure intime de ces micro-organismes ou leur fonctionnement, mais nos connaissances, à l'heure actuelle, ne sont pas suffisantes pour jeter les bases d'une pareille œuvre. Il y a cependant une propriété inhérente à ces organismes qui permet, jusqu'un certain point, de les différencier, ou tout au moins qui sert à en distinguer un certain nombre : c'est la façon dont ils réagissent vis-à-vis les matières colorantes, aujourd'hui si largement employées en histologie. Nous verrons dans la suite que le diagnostic du bacille de la tuberculose est basé presque uniquement sur cette propriété.

Le rôle des microbes, en pathologie, est très vaste, d'après la plupart des auteurs récents.

Pour MM. Béchamp et Ester, il existe normalement dans nos tissus des microphytes ferments, des microzymas. Ces microzymas sont des granulations qui se rencontrent partout dans les corps organisés ; ce sont des globules de matière protoplasmique qui forment l'essence même des blastèmes et des protoplasma végétaux et animaux. Dans tous les êtres, c'est le microzyma qui est le *primum movens*, c'est lui qui vit et qui donne la vie aux corps qu'il constitue. Les microzymas sont normaux à l'état de santé et pathologiques en état de maladie. Au reste, ils peuvent évoluer en *Bacterium*, *Bacillus*, *Torula*, *Leptotrix* et autres microbes de toute espèce [1].

M. Pasteur et son École admettent qu'il existe dans tous les milieux qui nous entourent (air, liquides et solides) des germes ou des microbes spécifiques ayant une forme déterminée, qui, introduits dans l'organisme par une voie quelconque, donnent lieu à des maladies déterminées, lorsque les conditions individuelles sont favorables à leur développement.

MM. Béchamp et Estor ne nient pas que des organismes venus de l'extérieur puissent, en pénétrant dans l'économie animale,

[1] Estor ; Constitution élémentaire des tissus. — Léon Marchand ; Botanique cryptogamique.

produire des maladies spéciales, mais ils croient que, par suite de conditions individuelles particulières, les microzymas normaux peuvent se dévier de leur forme et de leur fonction en même temps que la maladie prend naissance, et que, ainsi déviés, ces microzymas donnent par transmission une maladie semblable à celle d'où ils proviennent.

D'autres auteurs refusent aux microbes un rôle pathologique dans la production de la maladie et ne l'admettent que comme leur résultat.

Je n'ai pas à insister longuement sur ces discussions ; me plaçant surtout au point de vue du diagnostic et du pronostic de la tuberculose, les bacilles existent, ils apparaissent à un certain moment de la maladie, et cela me suffit pour le but que je me propose.

CHAPITRE II.

Du Bacille tuberculeux.

Nous venons de passer en revue les microbes envisagés d'une manière générale et leur classement; nous avons fait ressortir les inconvénients que présentait une pareille classification ; on aura l'occasion de s'en apercevoir davantage en poursuivant l'étude du bacille de la tuberculose, qui va être l'objet de ce chapitre.

Avant d'entreprendre cette étude, et pour qu'elle soit vraiment profitable, je crois indispensable de donner un résumé sommaire des travaux qui ont précédé la découverte du bacille tuberculeux, tel qu'on le voit aujourd'hui d'après les méthodes de recherches nouvelles ; en un mot, nous commencerons d'abord par l'Historique et nous passerons ensuite à la description de ce bacille et à la technique.

Historique. — Ce fut Klebs[1] qui, le premier, en 1877, décrit un élément parasitaire spécifique de la tuberculose. Cet auteur, par des procédés spéciaux de culture, obtint de petites granulations mobiles et de petits bâtonnets très courts qui, inoculés, reproduisirent une tuberculose des plus marquées.

A côté de ces éléments, il trouva d'autres petits bâtonnets, courts et grêles, de deux millièmes de millimètre de longueur, également mobiles ; ces bâtonnets lui ont semblé formés par les premiers organismes accouplés.

Deux ans après, Reinstadler[2], son élève, confirma les travaux

[1] Klebs ; Ueber Tuberkulose. (Prag. med. Woch., n. 42-43, 1877.)

[2] Reinstadler : Arch. f. experim. Path. und Pharmak., 1879.

qu'elles sont moins déliées, moins pointues à leurs extrémités et n'ont pas tout à fait, nous le verrons plus loin, les mêmes réactions.

MM. Babes et Cornil [1], dans un article publié dans le *Journal d'Anatomie*, écrivent à propos de ces bacilles les lignes suivantes, que je reproduis textuellement : « Les micro-organismes de la tuberculose que l'on rencontre dans toutes les sécrétions pathologiques, crachats, urines, écoulements vaginaux, etc., ont la forme de bâtonnets de 3 à 6 millièmes de millim. de longueur en moyenne sur 0,3 millièmes de millim. à 0,5 millièmes de millim. de largeur. Leur longueur, plus variable que leur largeur, oscille de 2 à 6 millièmes de millim. Leur diamètre transversal est habituellement uniforme dans toute leur longueur, ils ne sont pas généralement renflés à leurs extrémités. Ils sont constitués tantôt par un bâtonnet homogène, tantôt par des petits grains ovoïdes ou arrondis, placés bout à bout. Ils sont difficiles à voir sans réactifs colorants. Cependant, dans les crachats qui en contiennent un grand nombre traités par une solution faible de potasse, on peut les reconnaître comme des bâtonnets hyalins et incolores, dans lesquels on ne voit pas des grains distincts. Ces bâtonnets paraissent alors plus gros que sur les préparations où ils ont été décolorés et déshydratés. Après leur coloration par le procédé d'Ehrlich ou suivant les procédés que nous employons, on apprécie incomparablement mieux les variations de leur forme et de leur structure que sur les préparations non colorées. Ils sont souvent infléchis sur eux-mêmes en S ou recourbés en crochets à l'une de leurs extrémités... Lorsqu'on examine avec le n° 10 immersion de Vérick et le condensateur de Abbé, une préparation de crachats de phtisique colorée par la méthode d'Ehrlich, on voit un nombre plus ou moins grand de bâtonnets, de longueur et de forme variables, sensiblement égaux en diamètre, les uns homogènes, colorés en rouge d'aniline ou un peu violacés,

[1] Babes et Cornil. Journal d'Anatomie, juillet 1883.

les autres formés dans toute leur longueur par des petits grains colorés. Dans les crachats de l'un de nos malades dont les poumons étaient creusés de grandes cavernes, il y avait une quantité considérable de bacilles, une centaine environ par champ de microscope à 500 diamètres. La plupart de ces bâtonnets contenaient des petits grains placés bout à bout. Nous avons laissé des crachats dans un tube fermé par un bouchon de liège pendant trois semaines. Ces crachats, sous l'influence de la putréfaction, avaient perdu leur consistance muqueuse. Les préparations colorées nous ont montré alors que presque tous les bacilles étaient composés uniquement de petits grains colorés, et ils nous ont paru plus nombreux que dans les crachats examinés de suite après l'expectoration. Les grains colorés, qui sont vraisemblablement des spores, siègent dans l'intérieur du bâtonnet. On trouve cependant quelquefois des renflements arrondis du bâtonnet, soit à son extrémité, soit en un autre point de sa longueur, renflements ou nœuds qui sont déterminés par un grain coloré plus gros que le diamètre moyen du bâtonnet. Il y avait aussi, dans les crachats, des amas de grains colorés appartenant à des bâtonnets parallèles, très rapprochés les uns des autres et accolés parallèlement. Dans ces amas des micro-organismes, on ne reconnaissait plus les bâtonnets, mais seulement les grains ronds disposés en séries et formant des groupes analogues des sarcines de l'estomac.

Brun (de Genève)[1] dit que les bactéries tuberculeuses, après l'action de réactifs colorants caractéristiques, apparaissent comme des bâtonnets assez courts, peu rigides, à extrémités arrondies, souvent infléchies ou accolées deux à deux. Elles sont ordinairement enveloppées d'une couche d'aspect mucilagineux, mince, incolore et diaphane. Elles peuvent être disséminées ou groupées sans ordre. Quelquefois on les aperçoit, comme chez les to-

[1] Brun : Journal de Micrographie, octobre 1882.

rulas, avec un, deux ou plusieurs renflements, correspondant, soit à des spores, soit à la reproduction de l'espèce par segmentation.

Ces trois définitions de Koch, Babes et Cornil, Brun, diffèrent, comme on a pu le voir, sur une foule de points; chacune d'elles renferme cependant une partie de la vérité, mais aucune ne me paraît complète. Je n'ai pas la prétention de combler une pareille lacune, je laisse à d'autres plus exercés le soin de remplir ce vide; je veux tout simplement faire connaître le résultat de mes observations.

Lorsqu'on regarde au microscope muni de l'objectif 10 à immersion Vérick, l'oculaire n° 3 et la lentille supérieure du zéro comme condensateur, des préparations de crachats de phtisiques colorées par le procédé d'Ehrlich, si les bacilles qui existent dans les crachats sont nombreux, on voit qu'ils se présentent à l'œil disséminés dans le champ de la préparation ou bien réunis ou groupés. Quand ils sont isolés, on peut apprécier distinctement leur forme, et, dans ce cas, on voit qu'ils offrent l'aspect des bâtonnets droits, courbes ou ondulés. Il y en a qui simulent assez bien une parenthèse ou qui ont une double courbure et ressemblent à des S ; d'autres sont simplement recourbés à une de leurs extrémités. Très souvent on aperçoit des bacilles en forme de V; dans ce cas, il faut les considérer comme formés par deux bâtonnets placés bout à bout et dont l'un se serait plié sur l'autre. Ces bacilles à forme si variée peuvent être homogènes dans toute leur longueur, ou présenter des granulations ou spores dans leur intérieur. Le nombre et la position des spores par rapport aux bâtonnets varie beaucoup : ainsi, on en voit qui sont homogènes au milieu et qui ont une spore à chaque extrémité; d'autres, homogènes à cet endroit, sont granuleux au milieu, etc..... Parfois on aperçoit aussi des bacilles simplement constitués par des granulations accolées bout à bout et qui ressemblent à des petites torulas. Quant aux dimensions, la largeur semble sensiblement la même dans tous, mais leur longueur varie dans une certaine limite.

La description que je viens de faire se rapporte aux bacilles tuberculeux trouvés dans des crachats de phtisique; mais voici maintenant comment je les ai aperçus dans des coupes d'un poumon qui présentait une grosse caverne au sommet.

Dans les coupes de cet organe colorées par le procédé d'Ehrlich sans double coloration, la forme prédominante des bacilles me semblait être droite; ils étaient isolés ou groupés dans l'intérieur d'une alvéole ou autour d'un vaisseau. Au milieu du parenchyme, on distinguait très bien des amas de granulations disposées concentriquement. Quelques-uns de ces amas, les plus petits, avaient une coloration jaunâtre; d'autres, jaunes au milieu, laissaient voir à leur périphérie quelques points violets; enfin, certains avaient conservé leur couleur violette, et dans ceux-ci, les granulations qui les constituaient m'ont semblé un peu allongées.

De toutes ces descriptions, on peut tirer cette conclusion : c'est que, vu la variété des formes et dimensions de ces bacilles, il est absolument impossible de distinguer par le simple caractère morphologique ces êtres d'avec leurs semblables ; aussi ce n'est qu'aux propriétés chimiques ou fonctionnelles, et seulement à ces propriétés, qu'il faut recourir lorsqu'on veut les isoler, les différencier des autres micro-organismes.

Voyons quelles sont ces propriétés et comment on les met à profit pour déceler leur présence dans les milieux où on les soupçonne.

Koch avait remarqué que les bacilles tuberculeux se coloraient facilement par les solutions alcalines de bleu de méthylène, et que, ainsi colorés, ils gardaient leur coloration quoiqu'on les laissât séjourner quelques instants dans une autre matière colorante, telle que la vésuvine. Cet auteur essaya cette méthode de coloration pour plusieurs microbes, et il ne retrouva la même propriété que dans les bacilles de la lèpre : mais ces derniers pouvaient parfaitement se distinguer des premiers en ce qu'ils n'ont pas besoin d'une solution alcaline pour garder leur couleur primitive.

Quelque temps après Koch, Ehrlich reconnut une nouvelle propriété des bacilles tuberculeux et imagina un nouveau procédé, qui est aujourd'hui devenu classique, quoiqu'on en ait inventé une foule d'autres, qui du reste ne sont que des modifications sans valeur.

Le procédé d'Ehrlich est basé sur ce fait, que les bacilles tuberculeux colorés par des solutions de fuchsine ou bleu de méthylène saturées de phénylamine, résistent à l'action des agents décolorants acides.

Ces propriétés électives et fixatives vis-à-vis certaines matières colorantes, que Koch et Ehrlich ont attribuées aux bactéries tuberculeuses, ont été contestées par Spina [1] et Schmidt ; mais les arguments, peu sérieux d'ailleurs, de ces auteurs ont été habilement réfutés par Koch lui-même, et personne ne pense plus aujourd'hui à nier la valeur de cette découverte.

Pour ma part, j'ai essayé les procédés de Koch et d'Ehrlich pour un certain nombre de micro-organismes et je n'ai obtenu de résultats qu'avec les microbes tuberculeux.

Les principes sur lesquels sont basées ces méthodes étant connus, je vais exposer la technique de celle d'Ehrlich, parce que c'est à elle que j'ai eu recours pour toutes mes recherches.

Technique. — Lorsqu'il s'agit d'examiner des liquides tels que crachats, on prend une lamelle couvre-objet bien propre, et, à l'aide d'une pince préalablement chauffée de manière à détruire les germes extérieurs qui ont pu s'y déposer, on saisit une parcelle de la grosseur d'une lentille dans la partie la plus épaisse du

[1] Spina. Ueber die angeblichen Tuberkelbacillen und ihr Verhalten zur Tuberculose. (Alg. Wiener med. Zeitung, 15 mai 1883.)

crachat et on la place au milieu du verre. Cela fait, on applique sur elle, en se servant d'une autre pince, un autre cover.

Pour rendre uniforme la couche du crachat qui doit couvrir chacune des deux lamelles, on les presse légèrement l'une sur l'autre ; une partie de la substance, s'il y en a trop, sort alors par les bords ; on n'a qu'à les essuyer et à les séparer ensuite par glissement.

Pour que les bacilles restent adhérents aux lamelles et ne se détachent pas dans les opérations ultérieures, il faut passer les couvre-objets au-dessus d'une lampe à alcool, en ayant soin de ne pas trop les rapprocher pour que la substance albumineuse qui est contenue dans les matières et qui les emprisonne, en se coagulant par la chaleur, ne se carbonise et ne rende leur coloration plus difficile.

Lorsqu'on a ainsi préparé une série de lamelles, il faut procéder à leur coloration. Pour faire cette opération, il est nécessaire de préparer le réactif colorant, qui s'obtient ainsi qu'il suit : Dans un tube à essai on verse 45^cc d'eau distillée, qu'on sature de phénylamine. On reconnaît que le liquide est saturé à la coloration blanchâtre qu'il prend en l'agitant et aux quelques gouttes de la substance huileuse non dissoute qui nagent à la surface. Afin de séparer l'excès d'huile, il faut faire passer la liqueur à travers un filtre mouillé qui le retient. Le liquide filtré est alors mêlé à une solution de 1 gram. de fuchsine rouge du commerce dans une quantité suffisante d'alcool à 90°. Cette dernière solution est faite dans un mortier en verre. La liqueur qu'on obtient de cette façon a une couleur d'un beau violet virant au rouge. Je dois avertir que cette solution colorante doit être préparée chaque fois qu'on veut s'en servir, parce que, au bout de quelques jours, elle se décompose et est hors d'usage.

La coloration des préparations peut s'obtenir dans demi-heure ou dans vingt-quatre heures. La première méthode, plus rapide, mais moins sûre en résultats, se fait en plaçant le côté des lamelles enduit de crachat sur la surface du réactif colorant contenu dans des verres de montres ; ceux-ci sont placés dans une étuve dont on élève la température à 30° ou 40°. La seconde consiste simplement à laisser séjourner les préparations vingt-quatre heures à froid dans la solution.

Les lamelles retirées du réactif sont complètement colorées en rouge par la fuchsine; il faut alors les décolorer par une des deux solutions suivantes : acide azotique au tiers, ou bien un mélange d'acide azotique 10 gram., acide acétique 20 gram., et eau distillée 110 gram. C'est cette dernière solution qui donne des meilleurs résultats.

Pour obtenir la décoloration, on plonge les lamelles dans un récipient contenant le bain acide, et on les agite avec soin à l'aide d'une baguette en verre pour activer l'action du liquide.

Au sortir du bain acide, la face des covers recouverte de crachats offre une coloration brunâtre ; on n'a qu'à les abandonner quelques minutes dans un cristallisoir contenant de l'eau distillée pour qu'elle reprenne la couleur violette primitive.

On peut monter de suite les préparations dans le baume du Canada en les séchant auparavant à la lampe et en les éclaircissant à l'essence de térébenthine ; mais, comme les bacilles tuberculeux et les cellules pyoïdes sont colorés également, on ne distingue pas les premiers très nettement. Afin de les faire ressortir, on doit avant les laisser séjourner dix minutes dans une solution aqueuse concentrée de crysoïdine, qui respecte les bacilles et colore cellules et autres bactéries en jaune. Les préparations qu'on obtient ainsi sont très démonstratives.

Si, au lieu de chercher les microbes tuberculeux dans des liquides, on voulait les trouver dans des organes, il faudrait mettre les pièces, immédiatement après l'extraction, dans l'alcool absolu, les y laisser trente-six heures et procéder ensuite à la recherche comme précédemment. Toutefois il est préférable, avant de mettre les coupes sur les lamelles, de les plonger dans un cristallisoir contenant de l'eau distillée, à laquelle on a ajouté 3 ou 4 gouttes d'une solution de soude au 5 %.

J'ai tenu à décrire longuement ces détails techniques parce que, quand on lit la plupart des publications faites en France dans les journaux ou ailleurs, on les trouve très incomplètes, et ce n'est qu'à force de constance et après s'être exposé à mille insuccès qu'on arrive à obtenir des résultats.

Pour plus de clarté et pour rendre la compréhension plus facile, je diviserai ce long manuel opératoire en cinq temps.

1er Temps. Mettre le fragment de crachats sur la lamelle, l'aplatir et la sécher à la lampe.

2e Temps. Obtenir la coloration avec le réactif.

Eau distillée saturée. de phénylamine..........	45 gram.
Fuchsine rouge du commerce.................	1 —
Alcool à 90°...........................	q. suf.

3e Temps. Décolorer les préparations à l'aide de la solution acide et faire disparaître la couleur violette dans l'eau distillée.

Acide azotique pur.........................	10 gram.
Acide acétique cristallisable.................	20 —
Eau distillée..............................	110 —

4e Temps. Colorer le fond avec une solution saturée de chrysoïdine.

5e Temps. Laver, sécher à la lampe, éclaircir à l'essence de térébenthine et monter dans le baume du Canada.

CHAPITRE III.

De la recherche du Bacille au point de vue du Diagnostic et du Pronostic de la Tuberculose pulmonaire.

La présence des bacilles dans l'expectoration des malades atteints de phtisie pulmonaire et leur absence dans toute autre maladie de l'appareil respiratoire semblent aujourd'hui un fait acquis, d'après les nombreux travaux affirmatifs publiés par des auteurs d'un mérite connu. La présence des bacilles dans certains cas, dit Grancher, vaut mieux pour le diagnostic de la tuberculose pulmonaire que tous les signes physiques. C'est aussi ma manière de voir ; mais, pour que les bacilles aient une réelle valeur diagnostique, il faut non seulement qu'ils puissent être constatés dans les cas où la maladie est déjà avancée, mais aussi lorsqu'elle est au début, c'est-à-dire quand les signes physiques sont encore insuffisants pour fixer le médecin sur la nature de l'affection. Or l'accord, qui semble être parfait sur le premier point, ne l'est pas du tout sur le second, comme nous le verrons plus loin par les recherches des auteurs qui se sont occupés de la question. Ainsi, si l'on peut déjà dire que les bacilles existent dans la phtisie pulmonaire, on ne peut en aucune façon admettre avec G. Sée qu'ils soient les témoins irrécusables et constants de cette maladie à toutes ses périodes, même à ses débuts.

On a aussi prétendu que le nombre des bacilles et leur degré de développement pouvaient indiquer un pronostic plus ou moins redoutable ; nous verrons aussi qu'il n'y a pas lieu d'en tenir grand compte.

Avant de faire connaître mes observations, je donnerai un résumé succinct des recherches déjà faites sur ce sujet.

Balmer et Frantzel [1], sur cent vingt cas de phtisie, ont trouvé des bacilles à toutes les périodes. Dans les cas de phtisie à marche rapide, ils ont trouvé les bacilles en nombre considérable. D'après ces auteurs, à mesure que le processus destructif augmente, le nombre de microbes serait plus élevé; les bacilles seraient plus volumineux et contiendraient des spores.

Hiller [2], sur trois cas d'hémoptysie initiale, n'a pu constater les bacilles que sur deux, au moment où l'hémoptysie avait cessé et alors que les crachats étaient redevenus purulents. Pour expliquer l'absence des bacilles dans le cas où il ne les a pas trouvés, il dit que son procédé de coloration était imparfait ou que l'expectoration contenait trop de sang et pas assez de crachat.

Guttman [3], après s'être livré à un grand nombre de recherches, a trouvé les bacilles plus fréquemment que les fibres élastiques et conclut que les bacilles ont une importance beaucoup plus grande que les fibres au point de vue du diagnostic.

Les recherches de cet auteur ont certainement une valeur clinique incontestable, mais elles ne nous démontrent rien au point de vue de la valeur absolue des bacilles.

Ziehl [4] pense que la présence des bacilles dans les crachats permet de poser le diagnostic tuberculose, mais que leur absence ne doit pas en exclure l'idée. Il ne croit pas que de la présence des bacilles et de leur nombre on puisse tirer un élément de diagnostic.

Lichteim [5], chez un jeune homme qui se plaignait de toux et

[1] Balmer et Frantzel; Berlin. klin. Woch., nº 45, 1882.

[2] Hiller; Med. Wissenschaft., nº 47, 1882.

[3] Guttmann; Berlin. klin. Woch., nº 52, 1882

[4] Ziehl; Deutsche med. Woch.

[5] Lichteim; Fortschritte der Medecin. Band. I, 1er janvier 1883.

de phénomènes fébriles depuis une quinzaine de jours et dont l'examen de la poitrine ne révélait encore aucune altération, trouva des bacilles, et quinze jours plus tard il constata une infiltration tuberculeuse du poumon droit. Dans d'autres cas semblables, il en a aussi trouvé ; mais il s'empresse de dire que ce n'est pas la règle, et, pour expliquer le défaut de bacilles dans la plupart des cas, il dit que la toux persistante à cette période de la maladie n'amène le plus souvent que des mucosités sans la moindre partie purulente.

Dans un grand nombre de cas de tuberculose avérée, les bacilles ne lui ont fait défaut que deux fois seulement, et dans un de ces cas, le processus tuberculeux s'était arrêté depuis un certain temps. En présence de ces faits, Lichtheim conclut: 1° qu'on rencontre toujours des bacilles dans les cas d'expectoration purulente des phtisiques ; 2° que ces bacilles sont liés à l'existence d'un processus destructif tuberculeux du poumon communiquant avec les bronches, et qu'ils manquent, malgré l'existence d'une tuberculose, lorsque cette condition n'est pas remplie.

Quant au pronostic, cet auteur dit que tout résultat positif implique un pronostic fatal ; mais il ne croit pas qu'on puisse, avec Balmer et Frantzel, admettre une relation directe entre le nombre des bacilles et la malignité du processus. Il a observé dans plusieurs cas à marche rapidement fatale un nombre considérable de bacilles, d'autres où, malgré le nombre très élevé des bacilles, la marche a été lente, et plusieurs où, le processus ayant été rapide, le nombre de bacilles contenu dans les crachats était relativement faible.

« Balmer et Frantzel, dit-il, admettent que le pronostic s'améliore quand le nombre des bacilles diminue, et cependant ils n'en trouvent qu'un petit nombre dans le contenu des cavernes, ce qui semble en contradiction avec leur opinion sur le pronostic ; aussi sont-ils obligés d'admettre ce qu'admet Koch, que les bacilles se multiplient dans l'expectoration elle-même ; leur nombre tiendrait donc moins à la rapidité du processus qu'au temps pendant lequel les crachats séjournent dans le poumon.»

Demme [1] a observé quarante-quatre cas d'affections tuberculeuses diverses chez des enfants de 1 à 4 ans, et il résulte de ces observations que, à mesure que s'établit le processus destructif, le nombre de bacilles augmente également. Dans deux cas, les bacilles constatés au début disparurent en même temps que les lésions pulmonaires semblaient rétrocéder. Dans les cas au contraire où le nombre de bacilles augmentait, le processus tuberculeux suivait une marche ascendante.

Pfeiffer [2] a étudié pendant vingt-cinq jours l'expectoration de quatre malades atteints de phtisie à divers degrés, et il a conclu de cette série de recherches que le nombre de bacilles augmentait avec l'intensité de la maladie ; qu'à certains jours cependant leur nombre pouvait être restreint, et que ceux que l'on rencontrait ce jour-là étaient peu abondants, plus petits et sans spores.

West [3] a examiné les crachats de cinquante malades chez lesquels le diagnostic de phtisie n'était pas douteux, et arrive à des conclusions qu'on peut résumer ainsi : 1° Les bacilles ont été trouvés dans tous les cas sans exception, mais ils sont parfois si peu nombreux qu'il faut un examen attentif et répété pour les découvrir. 2° Ils varient beaucoup de nombre dans les différents cas ou même dans un seul cas à différents moments ; leur diminution coïncide parfois avec une amélioration de l'état général, mais il n'en est pas toujours ainsi ; leur nombre semble aussi dépendre de la destruction pulmonaire, mais il n'a pas, à proprement parler, de relations avec l'étendue des signes physiques. 3° Lorsqu'ils sont nombreux, les bacilles sont généralement

[1] Demme; Berlin. klin. Woch., 9 avril 1883.

[2] Pfeiffer : Berlin. klin. Woch., n° 3, 1883.

[3] Revue de Médecine, n° 9, septembre 1883 ; et pour l'orignal, Samuel West, Observations on the bacillus of tubercle. (The Lancet, 21 avril 1883.)

groupés par petits amas plus ou moins serrés ; mais dans quelques cas aigus, où ils étaient en nombre considérable, ils restaient cependant isolés. 4° Dans certains cas, les bacilles contenaient des petits corps brillants (spores), surtout dans les cas à marche rapide, bien qu'on ne les rencontrât pas dans tous les cas aigus. 5° Les bacilles n'ont jamais présenté de différences notables dans les différents cas ou dans un cas donné, et l'auteur ne peut admettre sur ce point l'opinion de Balmer et Frantzel, qu'on peut voir les bacilles à différents degrés de développement dans les crachats, et que ce fait a de l'importance au point de vue du pronostic.

West a aussi examiné des coupes de poumon, et il a vu que les bacilles se développaient, non dans le tissu pulmonaire lui-même, mais dans les masses caséeuses qui limitent les parois des cavernes. Il pense qu'on ne trouve de bacilles dans les crachats que lorsqu'il y a des cavités dans le poumon ; aussi, sans vouloir en rien diminuer l'importance de la découverte de Koch au point de vue pathologique, pense-t-il qu'au point de vue clinique elle reste sans grande portée pour le diagnostic et le pronostic.

Williams[1], sur 109 cas de phtisie, a trouvé des bacilles 106 fois. Neuf fois il était à peu près certain qu'il n'y avait pas de cavernes, et cependant il trouva des bacilles. Ceci, dit l'auteur, montre bien que les bacilles sont en rapport avec le processus tuberculeux lui-même, et non pas avec les ulcérations et la formation des cavités.

Héron[2] a examiné les crachats de 62 malades phtisiques, et dans tous les cas il a constaté la présence des bacilles décrits par Koch. Ces bacilles, dit Héron, sont parfois si peu nombreux

1 Th. Williams ; Relation of the tubercle bacillus to phtisis (The Lancet, février 1883 ; voyez aussi (The Lancet, 28 juillet 1883 et sq.

2 Héron : Observations clinical and sanitary concerning the bacillus of tubercle (The Lancet, février 1883.)

qu'il est difficile de les découvrir ; dans trois cas, ce ne fut qu'après trois semaines qu'il finit par en trouver; mais leur présence dans les crachats est suffisante par elle-même pour fixer la nature de certaines affections du poumon. Le nombre de bacilles, d'après cet auteur, a une importance très grande au point de vue du pronostic : si pendant plusieurs semaines on n'en trouve qu'un petit nombre, on peut dire que la marche de l'affection sera lente ; si au contraire ils sont nombreux dès le début et forment de petits amas, le pronostic est plus grave et la terminaison fatale à redouter à bref délai.

Deltweiler et Meissen[1], sur 87 cas de phtisie pulmonaire, ont trouvé des bacilles 85 fois, et, dans les 2 cas où ils manquèrent, ils avaient affaire à des individus bien constitués et dont les symptômes étaient peu marqués. Ces auteurs, d'après leurs recherches, concluent que dans les cas très graves à fièvre intense, à expectoration abondante, les bacilles sont nombreux, tandis que dans les cas légers, dans les formes initiales, ils sont le plus souvent peu abondants ; en outre, le nombre de bacilles augmente quand le processus s'accroît.

Cochez[2] a toujours trouvé des bacilles dans tous les cas de phtisie avérée, et leur nombre et leurs dimensions lui ont paru différer dans bien des cas. En effet, tandis que plusieurs préparations décelaient une quantité souvent considérable d'organismes, d'autres en contenaient à peine. De plus, cet auteur dit que, dans un certain nombre des cas, il n'a constaté la présence du bacille qu'après deux ou trois examens infructueux.

Hugueny[3] cite quelques observations de malades atteints de phtisie à la première période, et chez lesquels il a trouvé des bacilles ; chez d'autres, au contraire, il n'a pas pu constater leur présence.

[1] Dettweiler et Meissen; Berlin. klin. Woch., n. 7, 1883.

[2] Cochez : Comptes rendus de la Société de Biologie, 26 mai 1883.

[3] Hugueny; Thèse de Nancy, 1883.

D'après ses recherches, il conclut que l'absence de bacilles ne permet pas de conclure à l'absence de tuberculose, parce qu'ils peuvent manquer dans certaines préparations, alors qu'ils se rencontrent dans d'autres faites le même jour ou à quelques jours d'intervalle ; de plus, on ne les trouve que quand il s'est établi un processus destructif dans un foyer tuberculeux, et que ce foyer communique avec le conduit qui fournit les produits de l'expectoration. Dans un certain nombre de cas, le nombre et les dimensions des bacilles, variables dans les crachats pris chez le même malade, à des jours différents, pourront donner quelquefois des indications sur l'évolution de la maladie.

G. Sée [1], chez une jeune fille malade depuis une semaine, qui eut une hémoptysie considérable au début et ne présentait que quelques râles sous-crépitants au sommet droit, râles qui pouvaient être attribués au catarrhe ou à l'extravasation sanguine, trouva des bacilles, et au bout d'un mois la malade présentait tous les signes d'une excavation pulmonaire.

Cet auteur, dans son *Traité sur la phtisie bacillaire du poumon*, à la pag. 2, s'exprime en ces termes : « Le bacille dans les produits de l'expectoration est le témoin irrécusable et *constant* de la tuberculose à toutes ses périodes, même à ses débuts insidieux, qui déroutent le médecin souvent pendant de longs mois d'incertitude. » Plus loin, à la pag. 256, il dit « que les matières expectorées par le phtisique, quelle que soit la période de la maladie, *souvent* même dès le début contiennent comme la matière tuberculeuse elle-même des bacilles ». Cela, je crois, doit nous mettre en garde contre les assertions de cet auteur.

Grancher [2] dit que dans la tuberculose à forme pneumonique, quand le ramollissement est très rapide, on peut trouver des bacilles lorsque le diagnostic, fondé sur les signes, est encore

[1] G. Sée : Progrès médical, 8 décembre 1883.

[2] Grancher : Congrès de Copenhague (Compte rendu général des Académies et Sociétés médicales, n° 37, 10 septembre 1884.

douteux. Il en est de même quand la tuberculisation pulmonaire débute par une hémoptysie ou se cache sous les traits d'une bronchite diffuse avec ou sans emphysème pulmonaire. Alors la présence des bacilles est le meilleur de tous les signes. Mais quand les tubercules se développent en silence et se ramollissent très lentement, quand le malade ne tousse et n'expectore que longtemps après le début de la maladie, les bacilles n'apparaissent dans les crachats qu'au moment où leur présence est superflue pour le diagnostic. Les bacilles ne peuvent être constatés dans les crachats que lorsqu'il y a ramollissement des tubercules.

Debove [1] a trouvé des bacilles dans tous les cas de phtisie confirmée, alors qu'il y avait expectoration. Plusieurs malades observés par lui avaient des lésions assez étendues, et cependant ne crachaient pas. Dans ces cas, il va sans dire que les bacilles n'ont pas pu être constatés. Pour Debove, les bacilles n'apparaissent dans les crachats que quand il y a ramollissement des tubercules. Quant au pronostic tiré du nombre plus ou moins grand de bacilles trouvés dans les crachats, il n'y a pas lieu d'en tirer partie, parce que chez le même malade, d'un jour à l'autre, le nombre peut varier beaucoup. D'une façon générale, dit-il, on peut dire qu'ils sont d'autant plus abondants et d'autant plus faciles à découvrir que les lésions sont plus anciennes et plus avancées.

Telles sont, je crois, à peu près, les recherches les plus intéressantes qui ont été faites sur ce sujet.

Je passe maintenant à la description de mes observations, pour chacune desquelles je ne citerai que les renseignements absolument nécessaires pour se rendre compte de l'état du malade au moment de l'examen des matières expectorées, l'aspect macroscopique de ces matières et le résulat de l'analyse histologique au point de vue bacillaire.

[1] Debove ; Leçons de Clinique thérapeutique sur la tuberculose parasitaire.

CHAPITRE IV.

Observations.

Les quatorze observations que j'apporte ont toutes été prises à l'hôpital Saint-Éloi, dans le service de M. le professeur Combal. Pour faire les recherches microscopiques, j'ai fait recueillir chez tous les malades l'expectoration de vingt-quatre heures dans un verre parfaitement recouvert. Sur chaque malade, j'ai fait un grand nombre de préparations, « douze au moins ». et ces préparations colorées par la méthode d'Ehrlich, dont j'ai déjà longuement parlé au commencement de mon travail, ont été examinées au microscope grand modele Nachet, auquel j'adaptais l'objectif n° 10 immersion Vérik et la lentille supérieure du zéro comme condensateur. A la rigueur, l'objectif n° 9 Hartnak et l'oculaire n° 3 qui donne un grossissement d'à peu près 900 diamètres, suffisent pour l'examen; mais, dans ces conditions, on ne peut pas apprécier distinctement les détails concernant chaque bacille.

Je diviserai les observations en quatre séries. La première se composera de six observations appartenant à la troisième période de la tuberculose pulmonaire, et dans lesquelles j'ai toujours trouvé des bacilles. Dans la deuxième, je ferai entrer trois observations correspondant à la période de ramollissement de tubercules avec bacilles. Dans la troisieme, une observation se rapportant à un malade dont les signes n'étaient pas au début assez marqués pour indiquer exactement la période, et chez lequel les crachats examinés à ce moment ne contenaient pas de bacilles. Plus tard, sous l'influence d'une poussée, les signes devinrent très nets et les bacilles apparurent. Enfin, une dernière observation de phtisie à marche rapide avec bacilles. La quatrième série se composera de trois observations de tuberculose à la première période, à marche lente et sans bacilles.

Première Série.

PREMIÈRE OBSERVATION.

Caverne pulmonaire à droite. — Induration à gauche. — Bacilles.

Marie A..., 37 ans, mariée; nerveuse, constitution faible, pas d'antécédents héréditaires.

Cette malade a souffert beaucoup de privations depuis son mariage; elle est mère de six enfants, tousse depuis deux ans, et l'année dernière eut deux hémoptysies abondantes, pour lesquelles elle entra à l'hôpital. En ce moment elle est très faible, anémiée, tousse et crache beaucoup.

Les signes cavitaires sont bien marqués à droite; à gauche, il y a seulement de la respiration rude et quelques craquements secs.

L'expectoration est abondante, purulente et contient des bacilles isolés ou groupés en amas, la plupart de fortes dimensions et sporeux.

OBSERVATION II.

Caverne pulmonaire droite. — Induration à gauche. — Bacilles abondants.

Jean L.. , 48 ans, tailleur de pierres; lymphatique, constitution faible, pas d'antécédents héréditaires.

A la suite d'une chute, il s'est fracturé le bras et la jambe gauches, mais n'a jamais eu d'autre maladie. Depuis dix-huit mois, ce malade tousse et a craché le sang deux fois. On trouve des signes cavitaires dans le poumon droit et des signes d'induration au sommet gauche.

L'expectoration est abondante et purulente, elle contient des bacilles en grand nombre, isolés ou en amas, la plupart de grandes dimensions et sporeux.

OBSERVATION III.

Caverne pulmonaire gauche. — Ramollissement à droite. — Bacilles.

Quarante M., 42 ans, tonnelier ; nerveux, constitution faible, pas d'antécédents héréditaires.

Cet homme s'est livré à toutes sortes d'excès ; on voit sur ses artères la trace de ses fréquentes libations. Il a eu de nombreuses blennorrhagies et plusieurs chancres mous accompagnés de bubons. Il tousse depuis trois ans, et dans cet espace de temps a trois hémoptysies abondantes à de longs intervalles. Aujourd'hui, il est excessivement faible, anémié ; son faciès indique bien le genre de lésion qu'il porte dans ses poumons.

Pas besoin d'énumérer les signes stéthoscopiques ; il a une grosse caverne à droite et des signes de ramollissement à gauche.

L'expectoration est très abondante et purulente ; cependant les bacilles ne sont pas très nombreux, ils ont des dimensions variées, et quelques-uns, les plus longs, contiennent des spores.

OBSERVATION IV.

Cavernes aux deux sommets. — Bacilles.

Rosalie..., 40 ans, lingère ; scrofuleuse, constitution délicate, de père et mère alcooliques, l'un mort de pneumonie, l'autre de suite de couches.

Cette femme a été tardivement réglée, et ses menstrues, toujours irrégulières, étaient parfois très abondantes. Elle tousse depuis deux ans et se sent dépérir chaque jour.

Son état actuel est très mauvais. Exténuée par une diarrhée qui persiste depuis quatre mois, elle ne quitte plus son lit. On entend du souffle et des râles caverneux dans les deux sommets des poumons, et quelques râles aux bases.

L'expectoration, qui est abondante et purulente, contient des bacilles, isolés ou réunis en amas, de dimensions variées, homogènes et granuleux.

OBSERVATION V.

Caverne pulmonaire droite. — Ramollissement à gauche. — Bacilles.

X..., 31 ans, femme de chambre; nerveuse, constitution délicate, pas d'antécédents héréditaires

Sujette à des bronchites répétées, cette femme n'a jamais eu d'autres maladies. A l'âge de 20 ans, a fait un enfant, et dans la suite a eu deux avortements successifs provoqués par des manœuvres pratiquées dans ce but. Aussitôt après son dernier avortement, elle partit pour Londres; là, elle contracta une petite toux sèche qui devint plus fréquente en Amérique, où elle vint séjourner un an après. Revenue en France, elle se sent maintenant très faible, elle est très amaigrie, son faciès est caractéristique ; tousse, crache beaucoup.

Les signes cavitaires sont bien marqués dans le poumon droit; dans le poumon gauche, des signes de ramollissement existent aussi au sommet.

Les crachats sont purulents et contiennent des bacilles en assez grand nombre, la plupart longs, sporeux.

OBSERVATION VI.

Pleurésie purulente.—Caverne pulmonaire gauche.—Induration droite.— Bacilles.

Joseph L..., 32 ans, mineur; lymphatique, pas d'antécédents héréditaires.

Cet homme entra à l'hôpital au mois de mai, avec un épanchement purulent dans la cavité pleurale gauche et fut opéré quelques jours plus tard; amélioré temporairement, son état s'aggrava bientôt, et on ne tarda pas à constater des signes d'une tuberculose pulmonaire.

Aujourd'hui, le diagnostic n'offre plus de doute; on entend du souffle amphorique dans le poumon gauche et des craquements à droite.

Ses crachats, très abondants et purulents, contiennent des bacilles en grand nombre, de dimensions variables, homogènes ou granuleux.

Deuxième Série.

OBSERVATION VII.

Congestion pulmonaire. — Ramollissement des tubercules à droite. — Bacilles peu nombreux.

Marie C..., 36 ans, cuisinière, mariée, mère de deux enfants; tempérament nerveux, constitution bonne, pas d'antécédents héréditaires.

Cette femme n'a jamais été malade, toujours bien réglée; elle tousse un peu depuis deux ou trois mois. Ces jours derniers, à la suite de chagrins domestiques, la toux a augmenté d'intensité ; elle accuse un point de côté à droite et expectore un peu.

On constate de la matité du souffle et des craquements humides au sommet du poumon droit et des râles sibilants et ronflants généralisés dans les deux poumons.

Les crachats sont jaunâtres, striés de sang et contiennent quelques bacilles isolés ou réunis en petits amas. Quant à savoir s'ils sont ou non sporeux, je n'ai pas pu m'en rendre compte.

OBSERVATION VIII.

Induration pulmonaire gauche. — Ramollissement à droite. — Bacilles nombreux

Louis B..., 31 ans, tailleur d'habits; scrofuleux, constitution faible; père mort d'un calcul de la vessie, mère bien portante.

Ce malade a eu la variole, la rougeole et des glandes au cou étant jeune. Au mois de juin de l'année dernière, il prit froid en sortant du café et eut à la suite une fluxion de poitrine; depuis, il tousse et crache beaucoup le matin.

Comme signes physiques, on trouve de la matité, du souffle et des craquements humides en avant et en arrière du sommet droit, de la submatité et respiration prolongée au sommet gauche.

L'expectoration est très abondante, épaisse, purulente et contient des bacilles en grand nombre dans certaines préparations. Les bacilles se présentent isolés ou réunis en amas ; ils sont de dimensions variées, avec ou sans spores.

OBSERVATION IX.

Induration pulmonaire droite. — Ramollissement à gauche. — Bacilles. — Mort.

X..., 40 ans, homme de peine ; nerveux, pas d'antécédents héréditaires.

Ce malade était reconnu tuberculeux depuis longtemps; il y a quelques semaines qu'il se plaint de fortes coliques et de diarrhée intense; sa température est plus élevée que d'habitude; la matité occupe une portion très étendue du poumon en avant et en arrière, du souffle existe aux deux sommets, des craquements humides au sommet gauche et des frottements pleuraux du même côté.

L'expectoration est abondante et purulente. Toutes les préparations microscopiques faites avec la matière expectorée sont farcies de bacilles, la plupart de fortes dimensions et sporeux.

Trois jours après l'examen des crachats, le malade meurt. On constata de nombreuses granulations tuberculeuses, aux divers stades de leur développement, dans les lobes supérieurs des deux poumons et quelques cavernules au sommet gauche. De plus, le poumon gauche adhérait en totalité à la plèvre pariétale.

A l'ouverture de l'abdomen, il s'écoulait un liquide séro-purulent ; de nombreuses adhérences réunissaient l'épiploon avec les parois abdominales, ainsi que les organes contenus dans la cavité avec ces mêmes parois. L'estomac et l'intestin se déchiraient à la moindre traction, et ce dernier était parsemé de nombreuses granulations blanchâtres. Le foie offrait une couleur jaunâtre très marquée.

Des coupes du poumon, pratiquées quelques jours plus tard, permirent de constater la présence des bacilles dans cet organe. Ces bacilles étaient isolés et peu nombreux.

Troisième Série.

OBSERVATION X.

Granulie. — Fièvre intense. — Bacilles peu nombreux.

X..., jeune homme de 17 ans, sujet italien, cultivateur; nerveux, constitution faible, pas d'antécédents héréditaires.

Au mois de mai de cette année, le malade eut une fièvre typhoïde avec des complications thoraciques, pour laquelle il entra à l'hôpital à Béziers ; depuis, il tousse toujours un peu pendant la nuit. Il est très oppressé en ce moment ; sa température s'élève à 39° le matin et 40° le soir ; l'auscultation révèle du souffle et des craquements secs dans une portion assez étendue des sommets du poumon.

Ses crachats offrent un aspect séreux, et, au milieu de ce liquide plus ou moins clair, nagent quelques nodules purulents striés de sang. L'examen micrographique ne laisse rien apercevoir dans un grand nombre de préparations ; dans deux seulement on distingue nettement trois ou quatre bacilles disséminés, de grande taille, et quelques-uns sporeux.

Au bout de quinze jours, l'état du malade s'aggrave, des symptômes de péritonite apparaissent, et il meurt. Malheureusement, l'autopsie ne put pas être faite.

OBSERVATION XI.

Induration pulmonaire bilatérale. — Pas de bacilles. — Poussée aiguë. — Bacilles.

Joseph C..., 30 ans, boucher; lymphatique, constitution faible, pas d'antécédents héréditaires.

Ce malade a fait de nombreux excès alcooliques, mais a toujours été bien portant. Depuis le mois de janvier, il tousse et se trouve essoufflé en marchant.

Comme signes physiques, on trouve chez lui de la matité, exagération des vibrations et du souffle au sommet du poumon droit; submatité et craquements secs au côté gauche.

Il expectore peu de chose, et ses crachats n'offrent aucun aspect particulier; l'examen micrographique répété à deux jours d'intervalle ne permet pas de constater des bacilles.

Quelques jours plus tard, le malade se sent plus fatigué; la température s'élève, le souffle prend un timbre caverneux, et l'expectoration devient purulente et abondante.

Un nouvel examen de crachats laisse apercevoir cette fois-ci quelques bacilles groupés ou isolés, la plupart de petites dimensions, d'autres plus grands et sporeux.

Quatrième Série.

OBSERVATION XII.

Induration pulmonaire bilatérale. — Pas de bacilles.

B..., soldat au 2e régiment du génie, âgé de 23 ans; nerveux, constitution bonne; son père, dit-il, est mort tuberculeux, mais aucune autre personne de sa famille n'a été atteinte de cette maladie.

Il a eu la rougeole étant jeune, et depuis s'enrhume facilement. Dès l'année dernière il tousse un peu dans la journée, mais c'est surtout pendant la nuit que les quintes de toux se reproduisent plus fréquemment; il a craché le sang deux fois de suite et maigrit depuis quelque temps.

Comme signes physiques, on constate une légère submatité aux deux sommets de la poitrine, plus prononcée cependant à droite; de l'expiration prolongée et quelques craquements secs du même côté.

L'expectoration n'est pas très abondante, elle est aérée et ne laisse voir, par le repos dans le vase qui la contient, aucun nodule purulent. L'examen, réitéré dans le but de démontrer la présence du bacille, reste sans résultats plusieurs jours de suite.

Ce malade, dont le diagnostic, *induration pulmonaire*, fut porté par le chef du service, est proposé pour la réforme.

OBSERVATION XIII.

Induration pulmonaire unilatérale. — Pas de bacilles.

Courcel..., 50 ans; tempérament nerveux, constitution bonne; nous fournit des antécédents très intéressants.

Cet homme est veuf d'une femme morte phtisique, laquelle l'épousa en secondes noces, après avoir perdu son premier mari, mort de la même maladie. Il a été marin, a beaucoup voyagé, et exposé par son métier à toutes sortes d'aventures; a été atteint de plusieurs blennorrhagies et de quelques chancres mous accompagnés d'adénite inguinale. En 1875, par suite d'un accident arrivé dans l'arsenal de Toulon, il tombe, se fracture plusieurs côtes et crache le sang; mais au bout de quelque temps, complètement remis de cet accident, il reprend son travail.

Au mois de mars de cette année, il entra au service chirurgical de l'hôpital Saint-Éloi, pour subir une opération dans le but de guérir une fistule anale. Il fut opéré trois fois sans qu'on obtînt une grande amélioration. Se plaignant alors d'une toux sèche, on le fit passer dans le service médical, où l'on constata tous les signes d'une induration pulmonaire commençante.

L'aspect des crachats est séreux, sans noyaux purulents, et l'examen micrographique, répété à quelques jours d'intervalle, ne permet pas de constater des bacilles.

OBSERVATION XIV.

Congestion pulmonaire. — Induration gauche. — Pas de bacilles.

M. X..., 42 ans, voyageur de commerce ; lymphatique, constitution faible, pas d'antécédents héréditaires.

Ce malade est sujet à des bronchites fréquentes, a eu plusieurs blennorrhagies et un chancre induré suivi d'accidents syphilitiques secondaires; il se sent très oppressé depuis quelques jours, accuse un point de côté, tousse et crache un peu.

On trouve de la submatité et quelques craquements secs au sommet du poumon gauche, et des râles bronchiques généralisés des deux côtes de la poitrine.

L'expectoration n'est pas très abondante, mais elle offre un aspect purulent légèrement strié de sang. A l'examen micrographique, toutes les préparations laissent voir de nombreuses bactéries de dimensions variables et des torulas très longues, mais pas un seul bacille tuberculeux.

Quinze jours plus tard, le malade sort de l'hôpital; il tousse un peu, ne crache presque plus, mais on entend toujours des craquements secs au sommet.

CHAPITRE V.

Considérations générales.

Les bacilles, comme on a pu le voir dans nos observations, ne nous ont fait défaut que dans les cas où les signes physiques étaient encore peu accentués. A ce point de vue, nos résultats sont complètement en désaccord avec les opinions que soutiennent Balmer et Frantzel, Sée et autres.

On ne pourra pas m'accuser de ne pas avoir assez multiplié l'examen micrographique, car, connaissant les résultats divergents des auteurs, je l'ai répété plusieurs jours de suite; chaque fois j'ai fait un grand nombre de préparations et les ai soigneusement regardées au microscope. Si je n'ai pas constaté le bacille, c'est que certainement il ne se trouvait pas dans les crachats de ces malades.

D'après ces résultats, je me crois autorisé à penser, avec Lichteim et Debove, que si le bacille existe dans l'expectoration, sa présence ne peut être mise en évidence que lorsque les signes physiques indiquent déjà un commencement de ramollissement des tubercules. Notre Obs. XI de la troisième série appuie, du reste, très bien cette manière de voir.

Si la présence de bacilles ne peut être constatée que lorsque les signes physiques deviennent évidents, faut-il pour cela rejeter ce moyen de diagnostic ? Je ne le crois pas, parce que, comme le fait remarquer Debove, même dans les cas de cavernes pulmonaires, il n'est pas toujours très facile de se prononcer. Cet auteur cite une observation d'un de ses malades qui avait des signes de caverne, mais au sujet duquel on faisait des réserves à cause de la possibilité d'une dilatation bronchique. L'absence de bacilles, dûment constatée, fit rejeter la première pensée, et l'autopsie confirma ce diagnostic[1].

Il existe en outre certaines tuberculoses à forme pneumonique où le diagnostic est très embarrassant et où, comme le dit Grancher, le bacille est le meilleur de tous les signes.

Hiller et Hugueny citent quelques cas de tuberculose se révélant par des hémoptysies initiales et dans lesquels le bacille fut aperçu dès le début. Il est probable que dans ces cas l'hémoptysie était due à la déchirure des vaisseaux causée par la fonte des tubercules, plutôt qu'à l'état congestif du poumon, si fréquent à cette période de la maladie.

Le nombre des bacilles, leur dimension et leur sporulation sont très variables. Dans notre Obs. x de la troisième série, la marche de l'affection a été très rapide; le malade avait de la fièvre, et cependant le nombre de bacilles était très petit.

Dans l'Obs. VIII de la seconde série, au contraire, les signes physiques indiquaient des cavernules en voie de formation, et les bacilles étaient assez abondants.

Dans les cas de cavernes pulmonaires, tantôt nous en avons observé une grande quantité, tantôt au contraire un petit nombre, avec des dimensions variables.

Il semble donc que le nombre de bacilles, leur dimension et sporulation sont plutôt en rapport avec la destruction anatomique du tubercule lui-même qu'avec la gravité clinique de la maladie et le volume des cavernes.

Avant de terminer ce travail, je crois utile de revenir un peu sur ces amas de granulations, dont j'ai déjà parlé (Chap. II).

A la page 20, je disais que dans des coupes d'un poumon qui présentait une grosse caverne au sommet j'avais aperçu, outre des bacilles, des amas granuleux, les uns légèrement jaunâtres,

[1] Debove ; *loc. cit.*, pag. 62.

les autres jaunes au milieu, avec des points violets à la périphérie; enfin, d'autres complètement violets, et dans ces derniers il me semblait que les granulations ou microcoques qui les composaient étaient un peu allongés. Il y en avait aussi qui, constitués au centre par des granulations rondes et jaunâtres disposées concentriquement, laissaient voir à la périphérie ces mêmes granulations formant des petits chapelets colorés en violet.

Je crois qu'entre ces amas et les bacilles on ne doit établir aucune différence, et qu'il faut seulement les considérer comme les mêmes êtres à un stade de développement plus ou moins avancé. Ce qui me fait ainsi penser, c'est d'abord ce passage presque insensible de la couleur entre les microcoques périphériques et ceux qui occupent le centre, puis l'uniformité de la coloration là où les microcoques semblent plus développés

Il y a donc une transition insensible entre les uns et les autres, si, en ne considérant pas seulement les types extrêmes, on tient compte aussi des intermédiaires.

MM. Malassez et Vignal, dans un travail récemment publié, tendent à démontrer l'existence de deux espèces de tuberculose, l'une zoogléique, l'autre bacillaire; la première, caractérisée par des granulations ou microcoques disposés en zoogléa, la seconde par de vrais bacilles tuberculeux.

Ces auteurs ont inoculé à des cobayes des produits tuberculeux qui renfermaient seulement des zooglées et ont vu que, après un certain nombre de générations de passage, ils n'obtenaient plus de tuberculose zoogléique, mais de vraies tuberculoses bacillaires. Pour eux, les zooglées peuvent se transformer en bacilles, ou bien les bacilles eux-mêmes ne seraient que la forme primitive d'un micro-organisme qui aboutirait à la zooglée; mais ils ne l'affirment pas, attendu qu'il ne leur a pas été donné de constater les deux formes chez le même animal et que les procédés de coloration des bacilles ne sont pas applicables aux zooglées.

Nos amas de microcoques ressemblent beaucoup aux zooglées de Malassez et de Vignal ; nous avons obtenu une coloration partielle de ces amas avec les réactifs caractéristiques des bacilles ; de plus, les bacilles et les microcoques existaient, non seulement dans le même organe, mais aussi dans les mêmes préparations, tantôt en des points différents, tantôt encore en des points rapprochés. Il me semble donc rationnel d'admettre qu'il n'y a pas deux espèces de tuberculose, mais que des amas de zooglées, premièrement non colorables par la méthode d'Ehrlich, peuvent, en s'allongeant, évoluer vers le type bacillaire, acquérir une forme et des dimensions qui les rendent analogues aux vrais bacilles, et prendre alors la coloration que l'on considère comme caractéristique du bacille tuberculeux.

Je n'ai pas l'intention de m'étendre plus longuement sur ce point de la question ; si je le signale, c'est parce que j'ai eu l'occasion de constater ce fait dans les diverses préparations que j'ai dû faire.

CONCLUSIONS.

D'après nos observations personnelles, il résulte :

1° Que le bacille tuberculeux possède des propriétés spéciales qui, mises à profit, permettent de le différencier des autres micro-organismes de la même espèce. C'est sur ces propriétés qu'est basée la méthode des recherches dont nous avons longuement parlé dans le deuxime chapitre.

2° Le bacille existe toujours dans les crachats des malades atteints de phtisie pulmonaire, alors que les tubercules commencent à se ramollir, qu'ils déversent leurs produits dans l'intérieur des bronches et que les malades les rejettent par l'expectoration.

3° Dans la première période de la phtisie, lorsque la marche est lente, ces conditions ne se réalisant pas, le bacille ne peut pas être constaté dans les crachats, et, par conséquent, sa valeur diagnostique est nulle.

4° Dans les cas de phtisie à marche rapide, dans les cas de granulie, quelques tubercules, probablement de date ancienne, ayant déjà subi toutes les phases de leur développement, se vident dans les alvéoles pulmonaires ou dans une bronchiole, et alors le bacille, quoique difficilement, peut être constaté dans l'expectoration.

5° Quant au pronostic tiré du nombre de bacilles, de leur dimension et sporulation, je crois qu'il ne faut pas en tenir grand compte, parce que, comme nous l'avons vu parfois, lorsque les symptômes sont peu prononcés, ils sont aussi nombreux et sporeux que quand la maladie est avancée, et, au contraire, ils sont souvent peu abondants dans le dernier cas.

FIN.

EXPLICATION DE LA PLANCHE.

Grossissement 1,200.

Fig. 1. Crachat de phtisique coloré par la double méthode d'Ehrlich.

a. Globule pyoïde.
b. Bacille avec spore.
c. Bacilles réunis en amas.
d. Torula de petite dimension.

Fig. 2. Coupe d'un poumon tuberculeux aux environs d'une caverne, traitée par une solution faible de soude avant coloration par la méthode d'Ehrlich simple.

a. Alvéole pulmonaire.
b. Amas de bacilles en partie dans l'alvéole.

Fig. 3. Micrococus se transformant en bacilles.

a. Micrococus agglomérés.
b. — qui commence à s'allonger.
c. — plus long.

Fig. 4. Amas de micrococques.

a. Micrococus agglomérés.
b. — isolés.
c. — en chapelet.

Nota. Les figures 3 et 4 ont été un peu exagérées pour la commodité du dessin. Leur coloration a été obtenue comme pour la fig. 2.

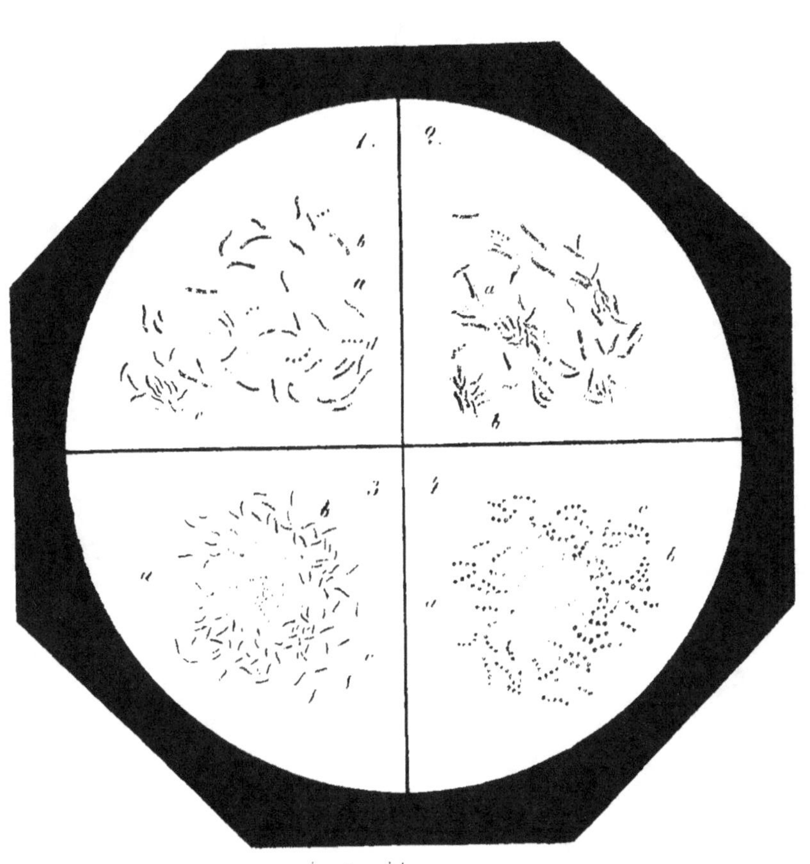

www.ingramcontent.com/pod-product-compliance
Lightning Source LLC
LaVergne TN
LVHW012011160826
845678LV00002B/772

* 9 7 8 2 3 2 9 6 7 2 2 4 3 *